A. Marcus & E. Weber's Verlag — Berlin W 10, Genthinerstr. 38

Abhandlungen aus dem Gebiete der Sexualforschung. Herausgegeben im Auftrage der Gesellschaft für Sexualforschung. Redigiert von MAX MARCUSE. Gr.-Oktav.

Band I. Jahrgang 1918/19. Kompl. RM 11.—

Heft 1: Wandlungen des Fortpflanzungsgedankens und -willens. Von MAX MARCUSE. 73 Seiten. Einzelpreis RM 3.60, Vorzugspreis RM 2.70

Heft 2: Die Prostitution bei den gelben Völkern. Von ERNST SCHULTZE. 46 Seiten. Einzelpreis RM 2.40, Vorzugspreis RM 1.80

Heft 3: Der menschliche Gonochorismus und die historische Wissenschaft. Von PAUL WINGE. 38 Seiten. Einzelpreis RM 2.—, Vorzugspreis RM 1.50

Heft 4: Der Frauenüberschuß nach Konfessionen. Von R. E. MAY. — Beiträge zum Zahlenverhältnisse der Geschlechter. Von ADOLF KICKH. 38 Seiten. Einzelpreis RM 2.—, Vorzugspreis RM 1.50

Heft 5: Die Scham. Von ADOLF GERSON. 68 Seiten. Einzelpreis RM 3.60, Vorzugspreis RM 2.70

Heft 6: Das Weib als Erpresserin und Anstifterin. Von HANS SCHNEICKERT. 39 Seiten. Einzelpreis RM 2.—, Vorzugspreis RM 1.50

Band II. Jahrgang 1919/20. Kompl. RM 9.—

Heft 1: Der Ehebruch. Von WOLFGANG MITTERMAIER. 27 Seiten. Einzelpreis RM 1.60, Vorzugspreis RM 1.20

Heft 2: Der Liebes-Doppelselbstmord. Von ELIAS HURWICZ. 34 Seiten. Einzelpreis RM 1.60, Vorzugspreis RM 1.20

Heft 3: Drei Aufsätze über den inneren Konflikt. Von OTTO GROSS. 39 Seiten. Einzelpreis RM 2.—, Vorzugspreis RM 1.50

Heft 4: Die Fruchtbarkeit der christlich-jüdischen Mischehe. Von MAX MARCUSE. 20 Seiten. Einzelpreis RM 1.20, Vorzugspreis RM 0.90

Heft 5: Sexuelle und Alkoholfrage. Von ADOLF KICKH. 68 Seiten. Einzelpreis RM 3.20, Vorzugspreis RM 2.40

Heft 6: Das Liebesleben Ludwigs XIII. von Frankreich. Von NUMA PRAETORIUS. 62 Seiten. Einzelpreis RM 3.20, Vorzugspreis RM 2.40

Band III. Jahrgang 1920/21. Kompl. RM 12.—

Heft 1: Das Liebesleben des deutschen Studenten im Wandel der Zeiten. Von OSCAR F. SCHEUER. 74 Seiten. Einzelpreis RM 3.20, Vorzugspreis RM 2.40

Heft 2: Das Selbstbestimmungsrecht in Ehe und Liebe. Von OTTO MARX. 32 Seiten. Einzelpreis RM 1.60, Vorzugspreis RM 1.20

Heft 3: Die Homoerotik in der griechischen Literatur. Lukianos von Samosata. Von HANS LICHT. 78 Seiten. Einzelpreis RM 4.—, Vorzugspreis RM 3.—

Heft 4: Die Fortpflanzung der Natur- und Kulturvölker. Von H. FEHLINGER. 55 Seiten. Einzelpreis RM 2.80, Vorzugspreis RM 2.10

Heft 5: Behandlung der Homosexualität: biochemisch oder psychisch? Von A. MOLL. Einzelpreis RM 3.60, Vorzugspreis RM 2.70

Heft 6: Der Klatsch über das Geschlechtsleben König Friedrichs II. — Der Fall Jean Jacques Rousseau. Von GASTON VORBERG. Einzelpreis RM 1.20, Vorzugspreis RM 0.90

DIE FRAUENMODE DER GEGENWART

Eine medizinisch-psychologische Studie

Von

Dr. J. W. Samson
in Berlin

Berlin und Köln
A. Marcus & E. Weber's Verlag
1927

Sonderabdruck aus „Zeitschrift für Sexualwissenschaft", XIV. Band.

Druck: Otto Wigand'sche Buchdruckerei G. m. b. H., Leipzig.

Das weibliche Schönheitsideal einer bestimmten Generation wird durch nichts sinnfälliger charakterisiert, als durch die Umgrenzung der Gestalt, die Silhouette, die die gesamte „schöne Linie“ des Umrisses gibt. Aus ihr und dem von ihr eingeschlossenen geistigen und seelischen Gehalt setzt sich der Frauentyp einer Epoche zusammen. Die Mode unterzieht die Frauensilhouette einer plastischen Operation: sie beseitigt das Zuviel der gering geschätzten Körperregionen und ergänzt das Zuwenig der als reizvoll betrachteten Gebiete zu beliebiger Größe.

Der Frauentyp ist im wesentlichen eine männliche Schöpfung, in der ideale, in der Zeit liegende Elemente phantastisch mit erdgebundenen Realitäten zu einem Ganzen verflochten werden. Dieses Gebilde erhält seine stärkste Erotisierung durch die Mode, die zu einer stets veränderten und veränderlichen Synthese zwischen Gegebenem und Gewolltem die Mittel leiht. Es ist der Mann der dritten Stufe der Erotik *Luckas,* der hier eine Legierung seines Geschlechtstriebes mit seiner Liebe, seiner libidinösen mit seinen Zärtlichkeitsbedürfnissen anstrebt. Der Versuch, den letzten, ursprünglichsten, psychischen Antrieb für das Werden und Wechseln der Mode aus der Fülle wirksamer Faktoren zu isolieren, ist, wie gleich erörtert werden soll, müßig und hat nur schematischen Wert.

Das modische Schönheitsideal, auf das engste verknüpft mit den sexuellen Variationsbedürfnissen des Mannes, ist nur ein Zug in dem Antlitz der gesamten geistigen Kultur. Und wie der Ausdruck jedes Gesichts durch das Zusammenspiel organisch verknüpfter, sich in innigem Zusammenhang miteinander bewegender Einzelzüge bedingt ist, so geht auch jede seelische Strömung in die Physiognomie der Gesamtkultur mit ein, nicht ohne Auswirkung auf alle anderen. Hier sind naturnahe und überfeine Regungen, robuste und neurotische, normale und perverse, physiologische und pathologische einem Ganzen ein- und untergeordnet. Formgestaltend wirkt der Spiegel der Wirtschaft und der Technik ein. Das Daseinsgefühl einer Zeit, aus zahllosen Einzelströmungen erwachsen, gibt diesen wiederum Richtung. Es genügt zu wissen, daß hier eine Wechselwirkung von höchster Komplexität vorliegt.

Die maskuline Struktur unserer Kultur wird besonders deutlich durch die überragende Bedeutung, die die weibliche Mode gegenüber der männlichen einnimmt. Denn dort sind männliche Wünsche und Sehnsüchte beinah völlig unwidersprochen am Werke und sie werden, abgesehen von dem Widerstand einiger abseitsstehender Revolutionärinnen, bewußt oder unbewußt, von den Frauen erfüllt, die auf sie mit der Feinheit eines Seismographen reagieren. Hier ist es einmal umgekehrt: der dumme Mann zwingt der Frau seinen Willen auf, die sich ihm um so lieber unterordnet, als sie wähnt, es sei ihr eigener.

Die geheimnisvolle Macht, die alle Weiber in die herrschende Silhouette hineinzwängt, ist in Wirklichkeit nichts anderes, als die Sehnsucht, geliebt zu werden. Das wollen sie alle — darin liegt die Lösung des Rätsels, woher im Rokoko sie alle auf einmal Wespentaillen hatten und von jener bezwingenden Anmut im Spiel der Koketterie waren, — warum sie im Barock ihre runden saft- und kraftdurchströmten Glieder mit würdevoller Grandezza präsentierten — wie die Renaissance sie alle zu reifen Wesen von fraulicher Lieblichkeit macht — weswegen sie in der Gotik überschlank, zart und durchsichtig, von einer weltfremden Verträumtheit und unnahbaren Keuschheit umweht waren — dagegen in der Antike von ebenmäßiger Natürlichkeit, erfüllt von einer heiteren, harmonischen Ruhe. Diese Aufzählung der Inkarnationen der erotischen Phantasie des Mannes ließe sich über Völker und Zeiten ins Ungemessene verlängern. Durch ihre Verankerung in der gesamten Zeitkultur sind alle diese Umsetzungen und Verarbeitungen der männlichen Liebessehnsucht gebunden an die aktuellen Faktoren, die sich in der Erfüllung der sachlichen Forderungen auswirken, geknüpft an die realen Lebensverhältnisse.

Die Gegenwart hat eine unerhörte Wandlung der Silhouette vollzogen und einen einzigartigen Typ herausgestellt, dem Gleichartiges innerhalb der letzten 2000 Jahre nicht an die Seite gestellt werden kann, ausgenommen gewisse Schöpfungen der Antike, auf die noch zurückzukommen sein wird.

Während das körperliche Schönheitsideal von heute in seiner Schlankheit und Gestrecktheit einigen Vorbildern vergangener Zeiten verwandt ist, hat die Mode durchaus originelle und das ganze Lebensgefühl der Gegenwart treffend charakterisierende Formen geschaffen: das kurz geschnittene Haar und den kurz geschnittenen Rock, der Füße und Unterschenkel sehen läßt. Wir werden sehen, obgleich schmale schlanke, ja überschlanke Frauenkörper schon in früheren Kulturepochen als Schönheit geschätzt, und der „Titus-Kopf" im 19. Jahrhundert zeitweise schon sehr beliebt war, daß die heutige Linie in ihrer Gesamtwirkung eine noch nie dagewesene, einen völlig neuen Empfindungsgehalt umspannende Schöpfung ist.

Die Seele dieser Silhouette schließt Jugend, Natürlichkeit, Beweglichkeit ein.

Eine Menschheit, die jahrelang durch Tod und Verderben geschritten ist, sucht aus einem reaktiven Bedürfnis heraus intensiviertes Leben und Erleben, ein Privileg jeder Jugend. Diesem gesteigerten Lebenswillen, der die Physiognomie der 50 jährigen der der 15 jährigen gleich macht, ist eine Wertschätzung körperlicher Frische und Gesundheit, körperlicher Kraft und Unverbrauchtheit inne, welche nicht nur begehrenswerter machen, sondern auch Leistungssteigerung involvieren. Die wissenschaftliche Forschung ist in den Dienst dieser Sehnsucht getreten, und mit einem bisher unerreichten Ernst steht das biologische Problem der Verjüngung in den Naturwissenschaften und der Medizin zur Diskussion. Der Unterstellung, daß dieses Streben nach Jugend nur in dem steigenden Bedürfnis nach Genüssen grobsinnlicher Art seine Wurzeln habe, steht die Hochschätzung der Beherrschung alles Körperlichen gegenüber, wie sie allenthalben in Sport und Gymnastik geübt wird, und seiner Überwindung, wie sich in allen den Strömungen kundgibt, die die Unterordnung des Körpers unter die Herrschaft des Geistigen propagieren: abstrakte Richtungen in der Philosophie und in der Kunst — welche Zeit noch hätte eine Maler- und Bildhauergruppe der „Abstrakten"? —, Psychologismus in der Medizin, Psycho-Analyse, Psycho-Therapie und als ein rechtes Modekind: Couéismus.

Man nimmt aber auch die Minusseiten des Jungseins unbedenklich in Kauf und verzichtet auf den hohen Respekt, „der dem Alter gebührt". Er ist fast beleidigend für die im Glanze ewiger Jugend strahlende Schwiegermutter von heute, und nur in einigen verstaubten Landadels- und bürgerlichen Kleinstadt-Cliquen hält man Bubikopf und Schminkdose für ein ausschließliches Inventar der Bordelle.

Im Dienst dieses neuen „Jugendstiles", den man vielleicht mit der gräßlichen Wortbildung „Juvenismus" bezeichnen könnte, steht der Bubenkopf, der, wenn auch ursprünglich in Anlehnung an die männliche Haartracht entstanden, weit mehr im Sinne einer kindlichen innerlich verarbeitet und empfunden wird. Ist es doch die Haartracht der kleinen Mädchen und Buben, und seine Linie ist allen aus tausend Erinnerungen an liebliche Pagenbilder romantischer Einstellung geläufig.

Die vom Rocke frei gelassenen Beine steigern diesen jugendlichen Eindruck der gegenwärtigen Frauensilhouette in einer höchst reizvollen Weise und geben ihr im Verein mit den kindlichen Hängekleidchen eine durchaus originelle und besonders grazile Note.

Das Bein ist, nachdem es jahrhundertelang ein geheimnisvolles Dasein im Dunkeln geführt hat, mit um so größerer Leidenschaftlichkeit und Ausgiebigkeit enthüllt worden, wie denn überhaupt lange Verbannung um so begehrenswerter zu machen scheint. Die spanische Tracht um Sechzehnhundert unterdrückte jede Andeutung der weiblichen Brüste, indem sie schon bei den kleinen Mädchen ihr Wachstum durch den Druck aufgeschnürter Bleiplatten zu hindern versuchte. Das Rokoko reißt mit unüberwindlicher Sehnsucht das Frauengewand über der Brust auf und feiert Wiedersehensfreude in bisher nie dagewesener Ausdehnung.

Das Bein, dieses sexuell betonte Organ, das schon immer in die exklusive Gesellschaft der sekundären Geschlechtsmerkmale aufgenommen war, ist jetzt physiognomisch, nächst dem Antlitz, der am stärksten beachtete Teil der weiblichen Silhouette. Der Zauber seelenvoller Augen wird mit nicht stärkerer Inbrunst gerühmt, als die schöne Linie der Beine, die eine entscheidende Rolle bei der Bewertung körperlicher Vorzüge spielen. Charakteristisch ist der Automatismus, mit dem männliche Augen, wo immer sie auf eine

Frau sich richten, vom Kopf zu den Beinen herunterspringen — ja, ebensooft auch den umgekehrten Weg machen —, aus dem Verlangen, auch den Spiegel der Seele — wenn auch in zweiter Linie — zu schauen, die so schönen Beinen innewohnt.

Daß mit der gegenwärtigen Frauenmode die enthüllten Beine in den Mittelpunkt des erotischen Interesses gebracht werden konnten, zeigt, daß es gleichgültig ist, welches Stückchen ihrer Oberfläche die Frau, um zu bezaubern, funkeln läßt, und daß es gar nicht besonderer Betonung der sekundären Geschlechtsmerkmale bedarf. Für den Mann ist es belanglos, womit er erotisiert wird, und er nimmt gern jeden Vorwand zur Betätigung seiner naturgewollten, stets bereiten Angriffslust. Vielleicht hängt dies damit zusammen, daß das Weib in seiner gesamten Persönlichkeit in stärkerem Grade als der Mann als Geschlechtswesen empfunden wird, unabhängig davon, ob die Grundstruktur einer Kultur mehr maskulin oder feminin orientiert ist.

Jungsein und Schlanksein mußten identifiziert werden, und fast jede Frau hat ihr Scherflein zu den ungeheuren spurlos verschwundenen Fettmassen der letzten zehn Jahre beigesteuert. Wo ist wirklich das Meer der wogenden Busen geblieben, deren leidenschaftliches Auf und Ab jahrzehntelang hindurch auf den Höhepunkten keines Romans fehlen durfte? Es hat sich oft schon zu bedenklicher Glätte beruhigt.

Die Form des Busens, die vergangene Zeiten nur leise „ahnen" ließ, wird heut zu schöner Gewißheit durch die zarten und dünnen Crêpes Georgette, Crêpes de Chine, Voile-Stoffe, welche selbst die Details in verschwenderischer Weise preisgeben. So wird die Brust in stärkerem Maße denn je durch Verhüllung enthüllt, wobei die durchsichtigen Stoffe eine besondere Körpernähe betonen, nicht nur der Brust, sondern vielmehr auch des ganzen Körpers. Bei den Beinen war einer völligen Nacktheit wirklich nur das Klima hinderlich, und man gab wenigstens deren Surrogat durch fleischfarbene Strümpfe. Wahrheit und Dichtung lagen nun so nahe beieinander, daß der Gillette seines Amtes auch an den Beinen walten mußte.

Feine Seidenstrümpfe sind nicht nur allgemein beliebt, weil ihr matter Glanz die Schlankheit des Beines steigert, sondern weil das dünne Gewebe den natürlichen Umfang des Beines am geringsten vermehrt. Auch die übrige Kleidung ist durch Wahl des Stoffes und Beschränkung der einzelnen Teile auf ein solches Minimum reduziert, daß das nötige Warmhalten des Körpers nicht immer hinreichend verbürgt ist, — der einzige Nachteil der im übrigen den hygienischen Anforderungen in hervorragender Weise genügenden Frauenmode der Gegenwart.

Einzig und allein dieses Streben nach Schlankheit ist es, das hier und da zu Zwangsmaßnahmen gegenüber der natürlichen Körperlinie geführt hat und, nur dorthin, wo nicht zu bändigende Fettmassen gegen alle Methoden moderner Entfettungskunst revoltieren, verirren sich noch Schnürvorrichtungen, deren furchtbarste, das Korsett, so gut wie verschwunden ist. Welche Zeit hätte das noch vermocht!

Nicht nur im weiblichen Schönheitsideal zeigt sich diese Rückkehr zur Natur, diese Verschmelzung von Natürlichkeit und Schönheit. Nach 2000 Jahren hat die abendländische Menschheit wieder ästhetische Freude am nackten Menschen und seines in der Natur, in Licht und Luft bewegten Körpers. Daß auch in der neuen der beiden Geschlechtern gemeinsamen Nackt- und Freiluft-Kultur (Freibäder, Gymnastik-Schulen usw.) neurotische Regungen verankert werden können, kann den ungeheuren Gewinn des gegenwärtigen Ideals vom Körperlichen nicht beeinträchtigen. Ich komme hierauf kurz zurück.

Im Vergleich mit der heutigen Silhouette erscheint die vieler vergangener Schönheitsideale fast deformiert. Die von der Mode vorgenommenen Verunstaltungen der weiblichen Gestalt durch Beispiele zu belegen, erübrigt sich. Es genügt, irgendein Trachtenbuch oder eine Geschichte der Malerei aufzuschlagen, um den Wandel in der bekleideten und nackten Silhouette des Weibes chronologisch und ethnographisch zu verfolgen. Die Höhepunkte grotesker Deformierungen haben zeitgenössische, kritisch veranlagte Federn und Pinsel überall als „Modenarrheiten" charakterisiert. In einem phantastischen Zwiegespräch läßt *Hans W. Fischer* das weibliche Element das ganze Kursbuch seiner Bemühungen, es dem jeweiligen männlichen Geschmack recht zu machen, mit folgenden Worten aufstellen: „Abwechselnd wie der Mond füllte ich mich und schrumpfte ein, wölbte meinen Bauch und spannte das Kleid über meine Schenkel, daß es zu zerreißen drohte, wurde Welle und Kreisel und Blatt und Linie und Schnörkel" ... „Ich tänzelte, stöckelte, schwebte, trippelte, glitt und humpelte in dein Herz" ... „Über meinen gelösten und geflochtenen, gerollten und gepufften, geföhnten und gefärbten, getürmten und gelockten, gebrannten und toupierten Haaren klebten, wippten, kippten, schwankten, tronten, baumelten und taumelten Hauben und Glocken, Tüten und Töpfe, Körbchen und Helme, Vogelnester und Blumenhüte."

Dieser Reihe vergangener Ideale gegenüber, in der übrigens die tollsten Abweichungen von den natürlichen Körperformen noch fehlen, muß die Gegenwart als eine hohe Erfüllung natürlicher und sachlicher Strebungen imponieren, und damit ist auch der ästhetische Wert dieser Einstellung für die gegenwärtige Menschheit gekennzeichnet: Natürlichkeit und Sachlichkeit gehen als sehr wesentliche Inhalte in unsere allgemeinen Begriffe von Schönheit mit ein. Durch den Begriff einer „neuen Sachlichkeit" hat sich nämlich eine völlige Umstellung vollzogen in der ästhetischen Wertung gegenüber den Erzeugnissen des Kunstgewerbes und der Technik. Diejenige Form gilt als schön, die höchste Funktionstüchtigkeit am reinsten zum Ausdruck bringt. Gleich den Bilderstürmern hat der Geist der „neuen Sachlichkeit" die Welt um uns von ihrem ornamentalen Schönheitsinhalt gereinigt, um eine formale Schönheit, befreit und durchsichtig, vor uns erstehen zu lassen.

Der Vorwurf, die gegenwärtige Damenmode sei, wie jede Mode, unsachlich, ist nur zur Hälfte richtig. Sie ist unsachlich und zugleich sehr sachlich. Unsachlich insofern, als die meisten Stoffe keinen Regen vertragen und, während es für besonders fesch gilt, in den

Sommermonaten und in geschlossenen Räumen Pelzsachen zu tragen, hören die Winterpelzmäntel an den Knien auf. Alle Frauen frieren in der kälteren Jahreszeit, besonders an den Beinen, für die, trotz allmächtigen Willens zur Schlankheit, Unterstrümpfe geschaffen werden mußten.

Aber Sachlichkeit schließt Zweckerfüllung ein, und die Mode verfolgt Zwecke, die weniger Schutz als Preisgabe sein, weniger verteidigen als werben wollen, nicht Schäden fernhalten, sondern Annehmlichkeiten herbeizwingen: erotisch begehrt sein.

Nicht zu übersehen ist, daß man mit Krinoline uud Schleppe das Verdeck des Auto-Omnibusses ebensowenig stürmen kann, wie mit eng anschließenden langen Röcken. Für die sich selbständig in der heutigen Welt bewegende Frau war der festsitzende, kleine Hut ebenso lebensnotwendig, wie der gleichartige, fußfreie Rock. Für diesen wäre der Sachlichkeit vielleicht mit weniger Kürze Genüge geleistet gewesen, aber die Erotik hat aus der Not eine Untugend gemacht und den Saum des Gewandes bis über das Knie nach oben verlegt.

Aber daneben verrät die gegenwärtige Silhouette auch eine Sublimierung des Frauentyps, der nicht durch grobsinnliche Unterstreichung der sekundären Geschlechtsmerkmale begehrenswert gemacht wird, sondern durch die sanft geschwungene, oft nur angedeutete Linie. In der aufrecht gestreckten, schlanken Silhouette der Gegenwart ist kein Platz mehr für das Ideal vergangener Kultur- und Kunst-Epochen, für das mächtig verbreiterte weibliche Becken, den raumbetonten vorgewölbten Leib, die prallen Oberschenkel und Hüften, die üppigschwellenden Brüste. Alles ist einer biegsamen, leicht bewegbaren, straffer gespannten, jugendlichen Linie geopfert, die viel mehr den kindlichen Körper als den reifer Frauen umreißt. Dieses Verschweigen aller derberen Instinkte stimulierenden Formen zugunsten zarter, fast infantiler begreift allerdings neben der damit verbundenen Sublimierung gleichzeitig einen Mangel an natürlicher Robustheit in sich. Auch hier ist eine Abkehr vom Primitiven, und ein Übergang zum Neurotischen, das uralten verdrängten Wünschen entstammt.

Die Mode aller Zeiten hat das Thema des weiblichen Körpers immer wieder von neuem variiert. Sie hat dabei neben der Kunst des Verschweigens auch die der Betonung und des stärkeren Heraushebens in immer wechselnder Form geübt. Besonders durch Vergrößerung der einer Zeit reizvoll erscheinenden Körperteile hat die Kunst der Schneider eine Art Persönlichkeitserweiterung geschaffen, deren Charakter je nach Form und Sitz als Ansatz-Schmuck, Richtungs-Schmuck, Behang-Schmuck durchaus zutreffend von *Emil Selenka* erkannt worden ist.

Es ist sehr bezeichnend für die gegenwärtige Zeit, daß sie auf alle die hier genannten persönlichkeitsvergrößernden Attribute der Kleidung verzichtet und als einziges persönlichkeitssteigerndes Moment die unverfälschte natürliche Linie des jugendlichen Frauenkörpers benutzt. Was das bedeutet, zeigt ein Blick auf die Mode um 1600, 1750 und 1873 (zahlreiche beliebig gewählte andere Beispiele tun es auch), wo die riesigen über die auf das Gesäß aufgebundenen Kissen sich spannenden Röcke mit ihren gerafften Gardinen, plissierten Rüschen, Besätzen und Bändern weniger aus der Werkstatt eines Schneiders als eines Tapeziers zu stammen scheinen.

Ein ungemein reizvolles Vorbild des klassischen Altertums ist es, dem die heutige Frauenmode so nahe kommt, wie sie es, mit Ausnahme der spezifisch klassizistisch gefärbten Epoche, in keiner Zeit vermochte: Dem Artemis- und Amazonen-Ideal. In ihren statuarischen Verkörperungen findet man jene Silhouette wieder, die man heute auf jedem Ball an zahlreichen Vertreterinnen sieht und deren Übereinstimmung mit den klassischen Vorbildern gerade in der Behendigkeit und Unbeschwertheit von reifen, vollen Körperformen, in dem leichten kurzen Gewande, den freien Armen, Beinen und Schultern und der Wahrung naturgegebener nicht difformer Körper zum Ausdruck kommt.

Die Gegenwart, durchaus eigenartig und von jähem Kontrast im Vergleich mit früheren Epochen, weist auch einen ungewöhnlichen historischen Werdegang auf. Ein Schönheitsideal geht voran, das der äußeren Form nach in mancher Beziehung dem heut herrschenden verwandt ist, zugleich aber einen ganz anderen seelischen Inhalt einschließt. Es sind die Frauen *Burne Jones'*, wie sie z. B. in der Bettlerin, zu deren Füßen König Kophetua sitzt, oder durch Viviane, in dem Bilde Merlin und Viviane, repräsentiert werden. Somatisch stehen sie dem heutigen Schönheitsideal in ihrer geschmeidigen, überschlanken, jeder derberen Sexualität baren Form nahe. Sie sind aber in ihrer Weltfernheit und Verträumtheit, ihrer blassen von Morbidezza angehauchten Art von der heutigen Frau verschieden. Bei dieser ist die sehr ähnliche äußere Erscheinung legiert mit Wirklichkeitssinn, Wachheit, Farbenfrische und Jugend. Beiden Typen gemeinsam ist Sinnlichkeit und Süße, aber die Frauen *Burne Jones'* geben diese Eigenschaften in einer überzarten, dem präraffaelitischen Frauentyp verwandten Tönung, wie denn auch Beziehungen zu *Botticelli, Andrea Mantegna, Perugino* und *Giotto* unverkennbar sind. Ein charakteristischer Unterschied der Frau up to date ist auch, daß ihr jener herbe, überstreckte gotische Zug fehlt, den *Burne Jones*, hier und da auch *Rosetti*, seinen Frauen geben mußte, wenn er sie in Einklang mit den sie umgebenden Interieurs *William Morris'* bringen wollte.

Diese Frauen wurden in England geboren, und es ist nicht uninteressant zu sehen, daß amerikanistische Einflüsse mit am Werke waren, diese Typen etwas mehr mit Robustheit und mit diesseitigem Geiste zu erfüllen, bis sie für die heutigen Bedürfnisse lebensfähig waren. Das Gibson girl hat in jene Silhouette Leben gebracht. Selbst schlank und biegsam, war sie gleichzeitig auch verfeinert und überkultiviert, aber doch in ihrer selbständigen Lebensführung, ihrer Vorliebe für Sport und Tanz und ihren extravaganten Streichen ein jedem jenseitigen Geiste fernes Allerweltsmädel. Durch sie wird für das Europa zu Beginn des 20. Jahrhunderts auch für dieses Gebiet der Einfluß anglo-amerikanischer Welteinstellung mit richtunggebend.

Mit diesem in der Kunst schon früh geahnten Schönheitsideal konnte die Mode noch nichts Rechtes anfangen. Im Rahmen schreiten diese Frauen in weichwallenden losen Gewändern, die harmonisch der Seelenstimmung angepaßt sind, während die Mode jener Zeit die schlanken geschmeidigen Körper durch allerlei groteske Einschnürungen und Aufdonnerungen deformiert. Hier haben erst die Anforderungen des täglichen Lebens Änderung schaffen können, und so wenig eine Frauentracht haltbar war, die die Beweglichkeit ihrer Trägerin bei Gebrauch der modernen Verkehrsmittel hemmte, so wenig durften die Kleidungsstücke hinderlich sein in den zahlreichen Berufsarten, denen die Frauen durch die wirtschaftliche Entwicklung schon vor 1914, aber in rasch steigender Intensität während und nach dem Kriege zuströmten. Kleiner festsitzender Hut, zunächst fußfreier, etwas weiter Rock, Lockerung der straffen und hohen Korsetts zu loseren und niedrigeren Miedern.

Die Gegenwart, die die Frauenwelt ganz in das Getriebe beruflichen und praktischen Lebens gestellt hat, mußte gegenüber dieser harten und ernsten Wirklichkeit, aus einer Ambivalenz heraus, eine heitere und spielerische Harmonie bei der Verkörperung des Frauenideals mitschwingen lassen. Kam diesem Bedürfnis schon die Verjüngungstendenz in der Mode entgegen, so haben noch eine Reihe anderer die graue Wirklichkeit belebende Züge in der gleichen Richtung mitgewirkt. Nicht ohne ein leises Erinnern an das spielerische Rokoko ist hier der ausgiebigen Verwendung von Puder, Schminke und Farbstiften zu gedenken, welche gleichsam mit Jugend emaillierte Gesichter durch Staub und Benzindunst weltstädtischer Straßen hindurchleuchten lassen. Teddybären, Pierrot und Pierrette und allerlei anderer Puppenkram sollen der Täuschung der Verkindlichung eine auch in das Gebiet des Erotischen reichende Steigerung verleihen. Der früher mit Würde und Feierlichkeit vorgetragene Gesellschaftstanz ist zu einem anspruchslosen und ungravitätischen Vergnügen umgeformt worden, zu dem auf musikalischen Ernst bewußt verzichtende, von Witz und Humor getragene Tanzweisen erklingen. Überall eine Ambivalenz als Ausdruck eines reaktiven Ringens nach Entlastung von der Schwere.

Wie ist es nun zu erklären, daß die Verarbeitung der historisch gewordenen und sachlich gegebenen Materialien zum Aufbau des modischen Frauenideals in der Richtung der Verjüngung geschehen mußte? Oder kann man vielleicht nur zu Beginn der Epoche, von einer „Flucht aus der Weiblichkeit“ sprechen, und wie ist der starke Wandel gegenüber früheren, in der heutigen Silhouette mit seiner anfangs deutlichen Anlehnung an männliche Vorbilder, in bezug auf die Mode in der Kleidung und in bezug auf das Schönheitsideal der Körper psychologisch zu verstehen? Wenn es richtig ist, wie eingangs gesagt wurde, daß das weibliche Schönheitsideal auf das engste mit dem Daseinsgefühl einer Epoche zusammenhängt, so handelt es sich nunmehr darum, die innere Notwendigkeit des gerade jetzt herrschenden Typs näher zu begründen, warum er so und gerade so und nicht anders zur Geltung gelangen mußte.

Historische und aktuelle Faktoren haben hier eingewirkt.

Entwicklungsgeschichtlich ist, wie gezeigt worden ist, der angloamerikanische Typ, der aus den lyrischen Frauengestalten *Burne Jones* und den tanzenden und sportelnden Gibson girls legiert worden ist, als Vorstadium aufzufassen, und er ist gerade rein morphologisch gut verständlich, während sein innerer Gehalt erheblich differiert.

Unter den aktuellen Faktoren spielen die schnelle, innerhalb weniger Jahrzehnte bis zu ihrem heutigen Umfang fortgeschrittene Befreiung der Frauen und ihre steigende Verselbständigung die Hauptrolle. Es bedarf hier keiner ausführlichen Begründung, wie die wirtschaftlichen Verhältnisse in dem letzten Viertel des verflossenen und in dem ersten Viertel des gegenwärtigen Jahrhunderts die Emanzipation der Frauen mächtig beschleunigten, und mit welcher Leidenschaftlichkeit die neuen Ansprüche der Frau im gewerblichen und politischen Leben, innerhalb der Gesellschaft und der allgemeinen, ganz besonders der sexuellen Moral, verfochten und erkämpft wurden; fernerhin wie das Heraustreten der Frauen aus dem engen Kreise häuslichen Lebens und „gretchenhafter" Versonnenheit eine durchaus neue äußere und innere Linie zeitigen mußte. Das Schlagwort von der Herabwürdigung der Frau der Vergangenheit durch den Mann zur „Wirtschafterin und Gebärmaschine" zeigt die Schärfe des Kampfes, den die „Emanzipierten" und solche, die es werden wollten, „gegen" die Männer damals führten. Von diesen Frauen ist die Mode des „Blaustrumpfes" zu nie geahnter Blüte gebracht worden, ebenso wie das Reformkleid, das, ein so furchtbarer Sack es auch war, doch als Bartholomäusnacht aller Korsetts und der ganz verbogenen Silhouetten respektiert werden muß.

Charakteristisch für den Übergangscharakter der Zeit und den Mangel eines in sich vollendeten Schönheitstyps war auch die rein äußere Trennung der Frauenwelt in die eckigen herben „Reformweibchen" und die mondänen, aus einem Glockenrock mit Wespentaille wie eine Blume emporsprießenden Frauen, auf denen hochgetürmte Frisuren und radförmige Hüte wie die Blütenblätter einer riesigen Blume schaukelten. Heute dagegen ist die Silhouette durchaus einheitlich geworden, alle Stände und Altersklassen bieten sie in gleicher Weise dar, und ein ungeheurer Wille ist gegenwärtig erkennbar. Das Zeichen einer aus den verschwommenen Medien der Vergangenheit klar herauskristallisierten Kultur ist die Einheitlichkeit der gegenwärtigen Silhouette, in der alle sozialen und Berufs-Schichten den Traum von Schönheit und Vollkommenheit verkörpern.

Zu den den neuen Typ formenden aktuellen Faktoren kommt für die Frau die Notwendigkeit hinzu, sich frei und uneingeengt in dem durch die Verkehrstechnik vollkommen veränderten Treiben in den großen Städten bewegen zu müssen. Hier mußten der Bequemlichkeit und der Zeitersparnis Rechnung tragende Kleider zur Geltung gelangen. Der kleine festsitzende Hut, der kurze Rock, die mit einem Kammstrich rasch geordnete kurze Haartracht — sie alle stehen im Dienst dieser Forderung.

Aus jener Zeit sieghaft fortschreitender Emanzipation und der sie propagierenden Frauenrechtlerinnen, stammen die dem Mann nacheifernden — und damit männerfeindlichen — Bestrebungen, die, wenn auch umgebogen und in anderer Richtung verarbeitet, in die Mode eingegangen sind. Daher war jene Zeitstruktur auch dem Hervortreten der im tiefsten Unterbewußtsein der Frau schlummernden „Männlichkeitswünsche" besonders günstig. Auf diese von *Freud* aufgedeckten primären, mit infantilen Bildungen zusammenhängenden „Neid"-Gefühle kann hier nur hingewiesen werden. Von ihnen zu trennen und für unser Problem von größerer Wichtigkeit ist eine sekundäre Bildung, in welcher, wie *Karen Horney* gezeigt hat, alles Platz gefunden hat, was in der weiblichen Entwicklung mißglückt ist. Gewisse aus dem Ödipus-Komplex stammende, aus Neid, Schuldgefühl und Entsühnungsbedürfnis bestehende Motive werden nun verstärkt und unterhalten durch die tatsächliche Benachteiligung der Frau im sozialen Leben. Gerade die aus dieser Quelle stammenden Männlichkeitswünsche vermögen jene unbewußten Motive besonders gut zu rationalisieren, weil jene Benachteiligung im Vergleich zum Mann mit seinem kulturellen Übergewicht ein Stück Realität ist, das ständig die primitiven Inferioritätsgefühle des Weibes wach hält. Verstärkend kam hinzu die scheinbare Berechtigung der Minderwertigkeitsgefühle, die aus dem maskulinen Charakter unserer Kultur und der durch ihn bedingten häufig geringeren Leistungsfähigkeit des Weibes in beruflicher Hinsicht gerechtfertigt schienen.

Diese aus dem normalen Triebleben stammenden Vermännlichungstendenzen haben nun in den Frauen der Zeit der Emanzipationskämpfe eine verstärkte Resonanz finden müssen. Einmal, weil sie, als die geistig Begabteren, besonders unter der Ungunst der sozialen Verhältnisse litten. Dann aber, weil sie sich gerade in der ersten Kampfes-Phase, die wahrhafte Heroinnen forderte, zu einem großen Teil aus Persönlichkeiten mit stark virilen Einschlägen rekrutierten; denn nur solche haben den ungeheuren Widerständen, auf die alle frauenrechtlerischen Bestrebungen im öffentlichen und privaten Leben stießen, überhaupt Trotz bieten können. Hier standen in einer Front neben den heroischen weiblichen Charakteren mit mehr oder weniger deutlichen virilen Einschlägen die Homosexuellen, deren geistige Struktur ohnedies männlich war und deren Vermännlichungstendenz gerade ihrem Äußeren, unter dem sie schmerzlich litten, die maskuline Retouche zu geben trachtete.

Emanzipationsfeindliche Männer jener Epoche, die ihrem Überlegenheitsdünkel mit dem von *Möbius* aufgestellten „physiologischen Schwachsinn" des Weibes schmeichelten, konstatierten gern und nicht mit Unrecht, daß fast alle damaligen Führerinnen der Frauenbewegung homosexuelle Weiber waren.

Erhebliche Verstärkungen erhielt der weiterhin aus normalen Trieben fließende Vermännlichungsdrang durch das Heer der weiblichen Psychopathen und „Neurotiker", Pseudo-Homosexuelle und echte Invertierte, alte Jungfern verschrobenen Formats und übergeschnappte Romantik jüngerer Altersklassen, Wesen verschiedenster Konstitution, kurz, alle mit einer irgendwie verunglückten und nicht am rechten Ufer gelandeten Sehnsucht, die sie nun in der neuen Gedankenwelt und in den neuen Lebensformen zu verankern trachteten.

Es muß offenbleiben, wie groß der Anteil der psychopathischen Komponenten nicht nur in jener vergangenen Entwicklung, sondern auch an dem gegenwärtigen Effekt ist; ihn außer acht zu lassen oder gering einzuschätzen, liegt um so weniger Grund vor, als der neurotischen Persönlichkeit meist eine ungewöhnliche Werbekraft innewohnt. Die Anziehung, mit der er schnell einen Kreis Gleichgearteter um sich sammelt, ohne etwa die Suggestion auf anders Geartete vermissen zu lassen, sichert dem neurotischen Menschen häufig einen gewissen Einfluß auf weite Kreise und auf die Bewegungen des kulturellen Lebens. Dazu kommt der Elan mit dem neue Gedanken vorgetragen, Daseinsformen nach außen gelebt werden; dazu ein bestechender Schwung, der den Objekten zwar keine allzulange Lebensdauer verleiht, dem dafür aber häufig durch seine Augenblicks-Intensität eine Durchschlagskraft von ungleich größerer Wirkung innewohnt, als der Propaganda des nichtneurotischen Menschen.

Aus diesen neurotischen Quellen wird nicht nur ein die Mode und das Schönheitsideal mitbestimmender Einfluß gespeist, sondern auch eine Überbetonung jedes die Kultur einer bestimmten Zeitepoche aufbauenden Elementes ermöglicht. Eine lohnende Arbeit wäre es vielleicht, die psychopathischen Antriebskräfte in den Anfängen aller neuen Kunst- und Modeströmungen der Vergangenheit freizulegen. Für die neue Nackt- und Freiluft-Kultur ließen sich ohne Mühe die exhibitionistischen und Schautriebkomponenten ebenso nachweisen, wie für gewisse Formen sportlicher Betätigung. Wir sehen also, daß neben den aktuellen Faktoren, die bei der Gestaltung des modischen Schönheitsideals mitbestimmend einwirken, eine Reihe von normalen und neurotischen Triebkräften von Einfluß sind. Für diese muß auch der männliche Anteil an der Entstehung der gegenwärtigen Silhouette aufgezeigt werden. Welcher Art ist er?

Die aus früheren Zeiten stammenden Bestrebungen von seiten des Weibes, dem männlichen Vorbild näherzukommen, ja, eine möglichst weitgehende Ähnlichkeit zu erreichen, sind von der ihr Schönheitsideal dichtenden Phantasie des Mannes in den Rahmen seines Lebensgefühls mit eingeordnet worden. Dies ist geschehen dadurch, daß sie seinem Lebensgefühl dienstbar gemacht und seinem Schönheitsgefühl entsprechend idealisiert worden sind. Der Typ des Mannweibes, seelisch und körperlich für den Mann in gleicher Weise ungeeignet, ist in die gegenwärtige Silhouette als Verjüngung und Verkindlichung mit hineinverarbeitet worden, bei vollkommenster Wahrung der spezifisch weiblichen Note. Wo diese abgeschwächt wird zu einem mehr oder minder deutlichen Mitklingen jünglings- oder knabenhafter Eigenheiten, ist die neurotische Auswirkung unvollkommen verdrängter Triebkomponenten deutlich spürbar. Die Verjüngungstendenz nämlich, die, wie wir sahen, allen Altersklassen fast die gleiche Linie verleiht, schließt in ihr Schönheitsideal ebenso mütterliche wie kindliche Frauentypen mit ein. Welchem seelischen Bedürfnis des Mannes entspringt ein so weit auseinanderliegende Grenzen berührender Frauentyp? Ferner sieht die gegenwärtige Silhouette, wie oben gezeigt wurde, in bemerkenswerter Weise von der Betonung voller und gewölbter Körperformen ab und hat einen gestreckten schlanken Typ bevorzugt, der alle in früheren Zeiten stark betonten sekundären Geschlechtsmerkmale nur in sehr gemäßigter, zart geschwungener Linie gibt. Welche männlichen Wünsche sind hier am Werke gewesen?

Es kann kein Zweifel sein, daß die Verjüngungs- und Verkindlichungstendenz in der gegenwärtigen Mode und in dem weiblichen Schönheitsideal ihre letzten Wurzeln in inzestuösen, homosexuellen und pädophilen Triebkomponenten auch des normalen männlichen Trieblebens hat, für deren Aktivierung eine ganze Fülle verschiedener Faktoren verantwortlich zu machen sind. Aber wie weibliche Psychopathen im Anfang der neuen Entwicklung die Sender der vermännlichten Frauentypen mit „Herrenschnitt, Stehkragen und geschlossener Weste, Schlapphut und Spazierstock" gestellt haben, so ist für diese Zeit in den effimierten Männern die Empfangsstation für die erotische Auswirkung dieses Typs zu suchen. Wie denn, beiläufig bemerkt, ein verweiblichter neurotischer Männertyp auch seinerseits einige Bausteine für die herrschende Herrenmode geliefert hat. Gerade wie in der weiteren Entwicklung der weiblichen Mode hat auch hier eine Umbildung der femininen Elemente stattgefunden, eine nachträgliche Rationalisierung unter der Einwirkung der aktuellen Momente.

Wir sehen, daß besondere geschichtliche Einflüsse gewisse auch sonst im normalen Triebleben vorhandene Bestandteile stärker an die Oberfläche drängten. Welche spezifischen in der Zeit gelegenen Faktoren haben bei dieser Aktivierung mitbegünstigend eingewirkt?

Die freiere, durchaus von Ernst und Würde getragene Erörterung sexueller Probleme, die vor einigen Jahrzehnten einsetzte und auf die oben schon hingewiesen wurde, mußte zu einer natürlicheren und duldsameren Auffassung der Äußerungen des normalen und krankhaften Geschlechtslebens führen. Die Popularisierung dieser zunächst von rein wissenschaftlichem Geiste getragenen Aufklärung hat weiten Kreisen die Kenntnis der fraglichen Probleme vermittelt und das Geschlechtliche, dessen Äußerungen bis dahin als unanständig betrachtet und ängstlich verfälscht und verkleidet wurde, in ein freies und reines Licht gestellt. Nun wird der Wert jedes Fortschritts bekanntlich dadurch nicht geschmälert, daß die durch ihn erreichte Situation auch immer, leider unvermeidlich, Schäden einschließt, wofern diesen nur ein möglichst kleiner Bruchteil im Vergleich der die Segnungen des Fortschrittes genießenden Anzahl Menschen ausgesetzt ist. Mit steigender Aufklärung war es unausbleiblich, daß neben gesunden und normalen auch neurotische und anomale Triebrichtungen mehr an die Oberfläche kamen als früher, und daß die allgemein größere sexuelle Freiheit auch unbewußte, in letzten Tiefen des Seelenlebens fixierte und verdrängte Triebe wieder mehr mobilisierte.

Gerade in dieser Richtung war der Weltkrieg mit seiner rasch zerstörenden Wirkung ein ungeheurer Schrittmacher, weil er das Tempo einer natürlichen Entwicklung überholte und auch alle Schranken der sexuellen Moral katastrophal niederriß. Wie bei der Selbstreinigung der Flüsse sind auch hier alle Fäulnis- und Zersetzungsstoffe von selbst wieder bald zu Boden gesunken und im Schlamm zugrunde gegangen. Im Strom der Zeit schwimmt nur weiter mit, was in der Evolution der Kultur präformiert liegt, was biologisch gut ist, und dies wirkt auf die Dauer in unbewußten Tiefen weiter fort. Das Leben mit seinen aktuellen Forderungen gibt diesen aus neurotischen Quellen gespeisten Produkten die angemessene Form. Sie verlieren ihre Blässe und Lebensschwäche und werden in lebenskräftige Elemente der Kultur abgebogen und verarbeitet.

So ist auch die Silhouette der Gegenwart gerade deswegen so reiz- und lebensvoll geworden, weil sie, trotz einzelner Züge, die infolge der zunehmenden Berufstätigkeit und der steigenden Selbständigkeit des Weibes in Anlehnung an das männliche Vorbild geschaffen werden mußten, die spezifisch weibliche Note trotz allem nicht verlieren konnte. Da, wo dies dennoch bewußt und unter Aufgabe der weiblichen Eigenart geschieht, wird das Ideal der Gegenwart zerstört, das ästhetische Empfinden der Mitwelt verletzt, und der Eindruck häufig bis zur Widerwärtigkeit gesteigert durch jene Typen von Mannweibern, deren inneres und äußeres Gebahren meist einer sexuellneurotischen oder homosexuellen Einstellung entspringt.

Wir sehen daher in den durchaus spezifische Weiblichkeit atmenden Schönheitstypen der Gegenwart nichts von einer Vermännlichung der Frau, wenn wir von den erwähnten exzeptionellen Übertreibungen absehen. Wir konstatieren vielmehr eine Verarbeitung des notwendigerweise zugrunde gelegten männlichen Modells in der Richtung der Verjüngung, der Verkindlichung der Frau, und die Grenze der Umriß-Linien konnte naturgemäß gerade nur dahin umgeformt werden, wo Charme und Grazie spezifisch weiblicher Färbung immer durchleuchtet. Die echten Vermännlichungstendenzen des „heroischen“ Typs *Laura Marholms* aus der Anfangszeit der Emanzipation, dessen Inkarnation die ersten Führerinnen der Frauenbewegung und die vereinzelten studierenden Frauen jener Zeit vorstellen, sind von der dichtenden Phantasie des Mannes verarbeitet unter dem Einfluß der sachlichen Notwendigkeiten, der größeren Selbständigkeit und freieren Beweglichkeit der Frau im öffentlichen Leben; weiterhin unter dem Einfluß gewisser normaler und neurotischer Verjüngungs- und Verkindlichungstendenzen.

Aus diesen drei Wurzeln stammen die formgebenden Kräfte für das modische weibliche Schönheitsideal in der Gegenwart, dessen Lebensfähigkeit gerade in seiner ständigen Wandelbarkeit, die allem Modischen eignet, gegeben ist. Denn da die Mode eine Kunstsprache ist, die die soziale Differenzierung zum Ausdruck bringen soll, ist die Behauptung irrtümlich, ihr ständiges Wechseln entspränge allein dem Geschäftsgeist. Es kommt der Mode-Industrie wohl dieser ständige Wandel zugute, sie kann ihm aber nur in sehr beschränktem Umfang Antrieb sein. Erst dann, wenn eine Mode popularisiert ist und ihre soziale Distanzierungskraft eingebüßt hat, kann die Industrie neue Schöpfungen mit Erfolg auf den Markt bringen, denn mit der weitesten Verallgemeinerung einer Mode, die allen Frauen die gleiche, alle Vorzüge vortäuschende Silhouette verleiht, hat sie ihre Berechtigung verloren; der Augenblick ihrer höchsten Vitalität ist ihr Tod. Dabei kann nichts in die Schönheitslinie eingehen, was nicht organisch der gesamten Struktur einer Zeit sich einschmiegt, und nur das kann mehr als Eintagsfliege sein, was biologisch wertvoll ist und die sachlichen Forderungen der Zeit erfüllt.

Literatur.

Max v. Boehn, Menschen und Moden im XVII. Jahrhundert, München 1913, Verlag F. Brinkmann A.-G. — *Alexander Elster,* Wirtschaft und Mode, in: Jahrbuch für Nationalökonomie und Statistik, 3. Folge, 1913, Bd. XLVI, Heft 2. — *Alexander Elster,* Kleidung und Mode, in: Marcuse's Handwörterbuch der Sexualwissenschaft, 2. Aufl., 1926. — *Freud,* Gesammelte Werke, Wien, Internationaler Psychoanalytischer Verlag. — *Fred,* Psychologie der Mode, in: „Die Kunst", Bd. 28, herausgegeben von Richard Muther, Verlag Bard, Marquard & Co. — *Hans W. Fischer,* Das Weiberbuch, München 1923, Verlag Albert Langen. — *Karen Horney,* Flucht aus der Weiblichkeit, Psychoanalytischer Almanach 1927. — *Lucka,* Die drei Stufen der Erotik, Stuttgart 1924, Deutsche Verlagsanstalt. — *Laura Marholm,* Buch der Frauen, München 1897, Verlag Albert Langen. — *Möbius,* Der physiologische Schwachsinn des Weibes, Halle 1901, Verlag Marhold. — „*Museum*", herausgegeben von Graul und Stettiner, Verlag Speemann, XII Bände. — *Emil Selenka,* Der Schmuck des Menschen, Berlin 1900, Verlag „Vita".

A. Marcus & E. Weber's Verlag **Berlin W 10, Genthinerstr. 38**

Band IV. Kompl. RM 11.—

Heft 1: Physiologische Ursachen geistiger Höchstleistungen bei Mann und Weib. Von M. VAERTING. 23 Seiten. 1922. Einzelpreis RM 1.—, Vorzugspreis RM 0.75

Heft 2: Der menschliche Samen in der gerichtlichen Medizin. Von F. STRASSMANN. Mit 4 Abbildungen im Text. 32 Seiten. 1922.
Einzelpreis RM 1.80, Vorzugspreis RM 1.35

Heft 3: Homosexualisierung. Von MAX RUDOLF SENF. 74 Seiten. 1924.
Einzelpreis RM 3.60, Vorzugspreis RM 2.70

Heft 4: Das Problem der ledigen Frau. Von H. E. TIMERDING. 44 Seiten. 1925.
Einzelpreis RM 2.20, Vorzugspreis RM 1.65

Heft 5: Die Ausbildung der Geschlechtscharaktere und ihre Beziehungen zu den Keimdrüsen. Von RALPH ZUCKER. 84 Seiten. 1925.
Einzelpreis RM 5.—, Vorzugspreis RM 3.75

Heft 6: Geschlechtsleben und Fortpflanzung der Eskimo. Von HANS FEHLINGER. 36 Seiten. 1926. Einzelpreis RM 2.—, Vorzugspreis RM 1.50

Band V.

Heft 1: Zur sexuellen Hygiene in Sowjet-Rußland. Von HANS HAUSTEIN. 41 Seiten. 1926. Einzelpreis RM 2.—, Vorzugspreis RM 1.50

Heft 2: Beiträge zur Frauenbiologie. (Die jüdischen rituellen Sexualvorschriften.) Von S. WEISSENBERG. 29 Seiten. 1927. Einzelpreis RM 2.20, Vorzugspreis RM 1.65

Der Vorzugspreis gilt für Mitglieder der Gesellschaft für Sexualforschung, die Subskribenten eines Bandes der „Abhandlungen" sowie die Abonnenten der „Zeitschrift für Sexualwissenschaft".

Die sexuelle Untreue der Frau. Eine sozialmedizinische Studie. Von H. KISCH. 2 Bände. Oktav. Kompl. RM 7.—, geb. RM 9.50

I. Band: Die Ehebrecherin. 3., vermehrte Auflage. 7. bis 12. Tausend. VIII, 206 Seiten. 1918. RM 4.—, geb. RM 5.50

II. Band: Das feile und das freie Weib. Eine sozialmedizinische Studie. 2. Auflage. VIII, 216 Seiten. 1921. RM 4.—, geb. RM 5.50

Im Sinne des inzwischen verstorbenen Verfassers hat der Sohn, Dr. Franz Kisch, die vorliegende 2. Auflage einer Umarbeitung unterzogen, die sich in dem veränderten Titel schon geltend macht. K. will gegenüber der 1. Auflage noch mehr den Unterschied betonen zwischen dem ungebunden seine Sexualität frei auslebenden Weibe und der feilen Dirne. Im übrigen ist der früheren Besprechung nichts hinzuzufügen; der Name des Autors hat ja auf diesem sozial-medizinischen Gebiete den besten Klang.

Med. Korrespondenzblatt für Württemberg

FSC
www.fsc.org
MIX
Papier | Fördert
gute Waldnutzung
FSC® C083411

Kolibri 360 GmbH
Ferdinand-Jühlke-Straße 7
99095 Erfurt, Deutschland
produktsicherheit@kolibri360.de